HYGIÈNE SOCIALE

ENQUÊTE

SUR

LA SURMORTALITÉ

DANS LE DÉPARTEMENT DU RHONE

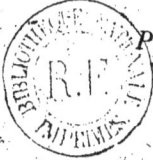

Pendant la période triennale 1909-1911

Rapport de M. Eugène PROTHIÈRE

Membre du Conseil départemental d'Hygiène du Rhône,
Vice-Président de la Commission sanitaire de la circonscription de Tarare.

LYON

A. REY, IMPRIMEUR-ÉDITEUR

4, RUE GENTIL, 4

1915

HYGIÈNE SOCIALE

ENQUÊTE

SUR LA

SURMORTALITÉ DANS LE DEPARTEMENT DU RHONE

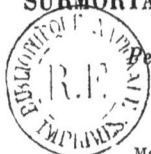

Pendant la période triennale 1909-1911 [1]

RAPPORT DE M. EUGÈNE PROTHIÈRE

Membre du Conseil départemental d Hygiène du Rhône,
Vice-président de la Commission sanitaire de la circonscription de Tarare.

Messieurs, j'ai l'honneur, au nom de MM. Jules Courmont et Sérullaz ainsi qu'au mien, de vous apporter les résultats de l'enquête effectuée, conformément à l'article 9 de la loi du 15 février 1902, dans les communes qui, pendant trois ans de suite, — en l'espèce pendant la période triennale 1909-1910-1911, — ont eu une mortalité supérieure à la mortalité moyenne française : 1,93 ; 1,79 ; 1,96 %.

Vingt-quatre communes sont dans ce cas, mais à des titres fort divers. Les unes ont nettement une surmortalité fictive ; beaucoup des autres ont une surmortalité que j'oserai appeler naturelle ; cinq seulement ont une surmortalité véritable, absolue.

Successivement, avec les réserves qui conviennent en pareil cas, je vais vous présenter des chiffres et les conclusions qui, rationnellement, semblent devoir en découler dans chacune de ces trois catégories. Mais vous me permettrez bien tout d'abord, Messieurs, de remercier nos deux collègues, MM. Courmont et Sérullaz, pour le grand honneur qu'ils m'ont fait en me déléguant à la préparation et à la rédaction de ce rapport.

[1] Rapport présenté au Conseil départemental d'hygiène du Rhône, dans sa séance du 26 mars 1914, au nom d'une Commission composée de M. le professeur Jules Courmont, de M. le Dr Sérullaz et de M. Eugène Prothière, pharmacien, rapporteur.

I. COMMUNES A SURMORTALITÉ FICTIVE

Je range sous cette rubrique les sept communes d'Albigny, Bron, Pierre-Bénite, Sainte-Foy-lès-Lyon, Saint-Genis-Laval, Vaugneray et Vernaison. Leur mortalité paraît, en effet, uniquement due aux établissements hospitaliers qui y existent.

A *Albigny*, dont la mortalité moyenne dépasse 11 $^0/_0$, 160 décès sur 170 sont attribuables à la Maison départementale de mendicité que tout le monde connaît.

A *Bron*, commune bien tenue, dont la Municipalité se plaint cependant que le service des Ponts et Chaussées n'assure pas l'écoulement des eaux usées le long de la route de Grenoble, plus de 300 décès, sur 340 enregistrés annuellement, proviennent de l'Asile d'aliénés. La mortalité s'en trouve réduite au-dessous de la moyenne, malgré que le pourcentage global atteigne 8,75.

A *Pierre-Bénite*, l'hospice du Perron avec ses 750 hospitalisés est la seule cause d'une mortalité très élevée ayant atteint, en 1911, jusqu'à 6,37 $^0/_0$.

A *Sainte-Foy-lès-Lyon*, où elle ne dépasse pas 3 $^0/_0$, près de la moitié des morts incombent à l'établissement dit de la Salette.

A *Saint-Genis-Laval* de même, la surmortalité, 4 $^0/_0$ environ, est tout entière due à des établissements hospitaliers : Asile Sainte-Eugénie, Nourricière Reymond, Refuge des Frères Maristes.

A *Vaugneray*, la Maison d'aliénés compte 120 pensionnaires dont une douzaine décèdent chaque année. La mortalité constatée de 2,60 $^0/_0$ devient donc normale si on l'analyse d'un peu près.

A *Vernaison* enfin, la Maison diocésaine de retraite des vieux prêtres, celle des Sœurs de Saint-Joseph et l'Orphelinat des Dominicaines abaissent les mortalités enregistrées, 4,58, 4,18, 3,68, bien au-dessous de la moyenne générale française.

Il n'y a donc pas lieu de nous attacher à cette catégorie de communes, ne présentant, comme vous le voyez, qu'un semblant de surmortalité.

II. COMMUNES A SURMORTALITÉ NATURELLE

Je range douze communes dans cette section, dont je légitime le titre en disant que la surmortalité y est due surtout à des causes sociales : à l'exode des jeunes gens vers la ville, à la diminution de la natalité, au milieu tous les jours plus sénile qu'y forment les vieillards, seuls fidèles au clocher natal.

D'autres causes existent cependant chez plusieurs d'entre elles que je signalerai en passant.

Par ordre alphabétique les communes de cette catégorie sont : Brussieu, Charly, Chasselay, Chessy-les-Mines, Curis, Meaux, Mornant, Saint-Didier au Mont-d'Or, Saint-Germain-sur-l'Arbresle, Saint-Romain-au-Mont-d'Or, Savigny et Vourles.

1° *Brussieu* (mortalité de 2,44 ; 2,16 et 2,80 %). — Il s'agit là d'une commune à natalité très faible, — 5 naissances en 1911 pour 638 habitants, — à exode prononcé des jeunes vers les centres urbains, à logements souvent insalubres. La consommation de l'alcool proprement dit n'y est pas très considérable si l'on tient compte de l'existence, au hameau de la Giraudière qui en dépend, des nombreux cafés qu'alimentent uniquement les rouliers de la vallée de la Brevenne. Par contre, on consomme beaucoup de vin dans ce pays, le seul viticole du canton de Saint-Laurent-de-Chamousset *(Dr Bois)*, et les eaux communales n'y ont pas toujours été parfaites.

Actuellement ces dernières sont très bonnes, mais il existe encore bien des puits particuliers qui rappellent cruellement l'épidémie de typhoïde de 1892 *avec ses 28 décès.*

2° *Charly* (2,23 ; 2,04 ; 2,23 %). — Un assez grand nombre de nourrissons étrangers sont élevés dans cette commune, avec une mortalité parfois élevée (5 décès en 1911) et l'on doit y noter quelques morts aussi chez les Sœurs Saint-Charles *(Dr Durand, maire).*

L'exode vers la ville y est assez prononcé dans la population jeune, et, d'autre part, les conditions d'hygiène communale sont si bonnes, grâce à l'activité intelligente du maire, qu'on ne peut les incriminer.

3° *Chasselay* (2,10 ; 1,92 ; 2,02 %). — Pays charmant où beaucoup de vieux rentiers vont terminer leurs jours sur les pentes aimables et finissantes du beau massif du Verdun. D'où mortalité sénile considérable.

A noter cependant d'assez nombreux cas d'éthylisme, quelques-uns féminins *(communiqué d'un anonyme)*, des eaux publiques assez mal protégées, une natalité réduite, le départ fréquent des jeunes *(Albert Joannard, maire, Dr Ferrand, J. Per-*

rin, *pharmacien)* toutes causes un peu obscures de la surmortalité de cette délicieuse commune qui devrait être une pépinière d'enfants abondants et bien portants.

4° *Chessy-les-Mines* (2,17; 2,31; 2,25 %). — La surmortalité constatée pendant la période triennale écoulée est donnée comme une simple coïncidence par les autorités locales *(Maire et Dr Caillot)*. Ce n'est peut-être pas tout à fait exact, puisque la mortalité moyenne avait déjà été dépassée en 1906 et en 1907, mais il y a évidemment lieu de ne pas trop s'arrêter en l'espèce aux chiffres enregistrés par la statistique.

La commune n'a pas une grosse natalité, mais il n'y a pas non plus d'exode important de la population vers la ville. Peut-être y boit-on trop, car, en dehors du vin, les spiritueux, surtout l'absinthe, s'y consomment en abondance (2 l. 9 par tête en 1911 contre 2,84 pour l'ensemble du département). D'importantes améliorations sanitaires sont à l'ordre du jour.

5° *Curis* (1,49; 2,94; 3,74 %). — Natalité très faible, exode persistant des jeunes gens vers la ville. On vient finir ses jours dans ce pays agréable, très voisin de Lyon, et beaucoup de rentiers qui succombent à Curis, arrivés postérieurement au recensement quinquennal, ne figurent même pas dans la population locale *(Dr Henri Rondet)*.

6° *Meaux* (2,67; 1,91; 3,37 %). — La natalité est très faible dans ce pays montagnard, admirablement situé pourtant au point de vue climatérique : sept enfants en 1909, six en 1911, pour une population de 504 habitants. Cette natalité réduite est cependant insuffisante, ne durant pas depuis assez longtemps, pour expliquer une surmortalité persistante.

En réalité, l'hygiène est mauvaise à Meaux. Les habitants y boivent trop (jusqu'à 3 litres d'alcool par an, vin non compris bien entendu), s'y logent dans d'abominables conditions et s'y soignent tout à fait mal *(Dr Abba)*. La question de l'habitation domine au reste les deux autres. La maison y est fort souvent transformée en atelier quasi souterrain, les tisseurs y travaillant dans des sortes de caves toujours humides où le fil conserve sa souplesse. De plus le labeur journalier, chez les paysans-ouvriers qui habitent ce pays, ressortissant au domaine de l'agriculture et de l'industrie, se prolonge fréquemment jusqu'à quinze et seize heures *(Service de désinfection de Tarare)*.

7° *Mornant* (2,99 ; 2,11 ; 3,15 $^0/_0$). — La surmortalité est persistante à Mornant ; elle y sévit sans interruption depuis six ans.

On peut l'expliquer par l'exode des jeunes gens de vingt ans, qui, au dire de M. le Maire, ne trouvant pas de travail dans ce pays, cependant viticole, s'expatrient vers la grande ville. Il faut ajouter, à cette raison importante, le nombre considérable de nourrissons lyonnais élevés à Mornant et dont plusieurs meurent chaque année. Egalement, il est nécessaire de faire des réserves sur la valeur des eaux de puits consommées par beaucoup d'habitants : 8 cas de typhoïde en 1910 et 17 en 1911, avec 3 décès dans le même quartier *(Service de désinfection de Lyon)*.

8° *Saint-Didier-au-Mont-d'Or* (2,06 ; 1,93 ; 2,44 $^0/_0$). — Natalité très faible, consommation considérable d'alcool que les chiffres de la régie ne peuvent exprimer à cause des bouilleurs de cru très nombreux sur la commune, villégiature définitive des vieux rentiers, maisons de santé de différentes qualités, telles sont les raisons plus que suffisantes qui expliquent une surmortalité persistante depuis 1906 *(Contributions indirectes, Mairie, etc.)*.

9° *Saint-Germain-sur-l'Arbresle* (3 ; 2,29 ; 2,55 $^0/_0$). — On meurt beaucoup à Saint-Germain, mais on y meurt de vieillesse. Par contre, on n'y met guère d'enfants au monde. Si la population française se comportait dans son ensemble comme celle de ce petit pays, nous enregistrerions chaque année 900.000 décès et 600.000 naissances ! *(Pierre Desmours)*.

L'hygiène n'est point trop mauvaise dans cette commune ensoleillée et riche, où, par suite du dépeuplement, les habitants peuvent se loger de façon très vaste et très économique. Faisons seulement une réserve au sujet des eaux consommées, cause initiale de l'épidémie de typhoïde de l'Arbresle en 1907, sur tout le territoire de Saint-Germain. La constitution géologique fissurée de celui-ci et la culture viticole à haute fumure qui se pratique à sa surface ne donnent aucune garantie véritable à la santé publique. Il me paraîtrait indispensable que des analyses périodiques soient effectuées, par les soins de la municipalité, sur des échantillons pris, à intervalles réguliers, dans les puits publics et privés.

10° *Saint-Romain-au-Mont-d'Or* (2,62 ; 3,74 ; 2,13 $^0/_0$). — Surmortalité constante depuis de longues années, due uniquement au départ des jeunes vers la ville. En deux ans, sur 234 habi-

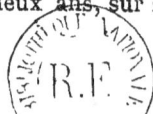

tants que compte la commune, écoutez bien ce chiffre qui est du
Dr Henri Rondet[1], 42 jeunes gens ont quitté le pays.

11° *Savigny* (2,17 ; 2,15 ; 2,15 $^0/_0$). — Cette grande, belle et
riche commune a progressivement perdu, depuis quelques années,
sa population ouvrière, à mesure que les 200 métiers de soieries
qui y battaient jadis se réduisaient à 15 ou 20. Aujourd'hui la
population de 1.210 habitants est exclusivement agricole, très
stable et sans exode appréciable des jeunes gens parce que la
terre de ce pays privilégié paye largement ceux qui la travail-
lent *(Mairie)*. L'abaissement de la natalité est la seule cause de
la surmortalité apparente qui se manifeste à Savigny.

12° *Vourles* (2,39 ; 2,39 ; 2,81 $^0/_0$). — Là encore, natalité très
faible et départ des jeunes gens pour les ateliers d'Oullins si
proches. C'est l'opinion du Dr Rolland et du Dr Durand qu'il ne
faut point chercher ailleurs les causes de la surmortalité communale. Pour ce dernier cependant, il y aurait lieu de surveiller les
eaux communales, peut-être bien souillées par le lavage du linge
lyonnais qu'on effectue en grande quantité à Vourles. N'oublions
pas, à ce propos, que la commune fut autrefois un véritable
centre d'élection pour la fièvre typhoïde.

— J'en ai fini, Messieurs, avec cette seconde catégorie de
communes que j'avais quelques raisons, vous le voyez, de
considérer comme à surmortalité naturelle, en ne donnant pas,
bien entendu, au qualificatif employé son sens purement gram-
matical. Dans toutes, en effet, la surmortalité y est fonction
de la natalité, si bien qu'un de mes correspondants, M. Des-
moûrs, docteur en droit et propriétaire exploitant à Saint-Germain-sur-l'Arbresle, a pu m'écrire cette phrase, qui explique
exactement la situation douloureuse d'au moins douze de nos
communes rhodaniennes, et d'innombrables autres communes
françaises aussi : « L'importance relative du nombre des vieillards dans un groupe de population est en raison inverse du
coefficient de la natalité ; elle est faible quand ce coefficient est
élevé ; elle est forte quand ce coefficient est faible. »

Que nos petites municipalités rurales ne s'enorgueillissent

---

[1] Le Dr Henri Rondet (de Neuville), qui se consacre depuis si longtemps, en
dehors de sa pratique médicale, aux choses de l'hygiène publique et privée, m'a
fourni d'abondants renseignements sur toutes les communes de son ressort. Je
tiens à l'en remercier bien vivement ici.

donc pas outre mesure, comme elles le font si souvent, des décès fréquemment tardifs qui se produisent chez elles ! Mais, nous-même, n'oublions pas de signaler ici un autre facteur, trop volontairement négligé, de leur surmortalité. Je veux parler de l'action néfaste qu'y exerce l'alcool, sans que la moindre controverse puisse, de bonne foi, être soulevée à cet égard.

L'odieux privilège des bouilleurs de cru sévit avec une telle intensité à la campagne que les statistiques officielles s'en trouvent, je le sais, malheureusement faussées ; mais l'ensemble des médecins, des pharmaciens, des vétérinaires, des hommes instruits que, si nombreux, j'ai consultés dans les communes enquêtées, attestent tous, et d'un commun accord, le rôle néfaste, quelquefois effroyable, qu'y joue l'éthylisme.

III. COMMUNES A SURMORTALITÉ VRAIE

Cinq communes seulement, sur les 269 que contient le département, doivent être rangées dans cette catégorie. Ce sont Beaujeu, Belleville, Condrieu, Tarare et Villefranche. Leur étude sera la plus importante sinon la plus intéressante de ce travail, mais je vous prie, avant de l'entreprendre, de bien noter que la surmortalité ne se borne point chez elles à la dernière période triennale. A part un semblant d'exception, elle y est de règle depuis de nombreuses années.

1º *Beaujeu*. — La mortalité s'y chiffre ainsi depuis trois ans : 3,14 ; 3,01 ; 2,98 et, pour les années immédiatement précédentes : 3,11 ; 3,11 ; 3,14 ; 2.86 %. Elle s'y montre donc considérable d'absolue façon et pourtant j'ai hésité à ne pas classer Beaujeu parmi les communes à surmortalité naturelle.

C'est qu'en effet un hospice très important y existe, auquel sont rattachés les malades indigents de quarante communes. Si bien que, défalcation faite des décès provenant de ces étrangers au pays, la mortalité tombe un peu au-dessous de la moyenne française, savoir à 1,88 ; 1,76 et 1,96 % *(Mairie)*.

J'ai cependant résisté à cet argument, parce que : 1º même considérée comme réduite aux chiffres que nous venons de signaler, la mortalité de Beaujeu demeure encore supérieure à la mortalité de la presque totalité des communes qui constituent son canton ; 2º les quantités d'alcool consommées y sont énormes, atteignant 3 litres par habitant dans une agglomération où le vin, dont le principe éthylique n'entre pas dans les statistiques, est bu dans des proportions inusitées ailleurs et où les bouilleurs de cru sont innombrables.

Je demeure tout à fait convaincu, quant à moi, que l'habitude de « tuer le ver » de grand matin, de prendre l'apéritif avant les deux repas et de déguster, à chaque instant, le produit d'ailleurs exquis de la terre beaujolaise, qu'ont un trop grand nombre de ses habitants, constitue la cause la plus efficace d'une mortalité incompatible avec la situation géologique et climatérique de Beaujeu.

2° *Belleville-sur-Saône*. — Même raisonnement à faire pour la commune de Belleville, dont la surmortalité, égale à 2,50 ; 2,18 et 2,45 °/₀, pourrait assez bien se justifier par un important hospice. Mais même raisonnement à faire aussi quant à l'alcool qui y est consommé.

Il n'est pas d'agglomération dans la région qui puisse, sur ce terrain, se mesurer avec Belleville. On a bu, en effet, dans ce pays vignoble, où le vin est pourtant la boisson coutumière, rien qu'en vermouths, eaux-de-vie, liqueurs et absinthes, 3 l. 7 par tête et par an en 1909, 4 litres en 1910, 5 litres en 1911.

Il ne m'a pas paru possible devant ces chiffres, malgré la valeur brutale d'une statistique, de ne pas conclure à une surmortalité vraie.

3° *Condrieu*. — La surmortalité constante de la ville de Condrieu, atteignant 2,91 ; 2,16 ; 2,64 °/₀, n'est point, Messieurs, pour vous étonner. La plupart d'entre vous, plus vieux que moi dans ce Conseil, ont conservé le souvenir du magistral rapport que notre vice-président, M. le doyen Hugounenq, a apporté, en 1908, de concert avec MM. Rogniat et Courmont, sur le mauvais état sanitaire de cette commune et ses causes essentielles.

Vous vous souvenez aussi des péripéties de votre enquête et de la longue discussion qui s'ensuivit entre la Préfecture et la Mairie de Condrieu. Malgré le désir que vous avez maintes fois manifesté de voir appliquer à la commune intéressée les dispositions de l'article 9 de la loi du 15 février 1902, relatives à l'exécution d'office des travaux d'assainissement jugés par vous nécessaires, il n'a pas été possible d'aboutir.

Je me contente donc de rappeler les trois mesures principales que vous préconisiez à ce moment et que la Municipalité s'engagea à réaliser : 1° établissement de fosses d'aisances étanches dans toutes les maisons ; 2° adduction d'eau potable ; 3° construction d'un réseau d'égouts.

Mon enquête, faut-il le dire, ne pouvait porter, en présence d'une surmortalité persistante, que sur la façon dont ces mesures, conseillées par votre sagesse, avaient été exécutées.

Sur le premier point, le maire a fait tenir, en 1909, un questionnaire à ses administrés leur demandant s'ils possédaient une fosse d'aisances étanche et, dans le cas contraire, à quelle époque ils entendaient en faire construire une. 496 d'entre eux ont reçu ce questionnaire, sur lesquels 341 ont répondu affirmativement, 99 négativement et 56 qu'ils allaient incessamment se mettre en règle. Malheureusement, au moins quand je suis allé à Condrieu au commencement de 1913, la vérification de ces dires n'avait pas été faite par le pouvoir municipal. M. le Maire m'a, il est vrai, promis de faire le nécessaire à cet égard, mais je n'ai qu'une confiance assez limitée en son action. Non point que je doute de sa bonne volonté ; seulement, je demeure convaincu de l'impossibilité, pour un magistrat municipal, d'obtenir, à la campagne, la moindre amélioration sanitaire par la persuasion.

Sur le second point, qui concerne l'adduction d'eau potable dans l'agglomération, on continue à discuter ferme à Condrieu. C'est cependant le projet Crozet, — forage d'un puits dans la plaine du Rhône, à l'emplacement indiqué par M. le doyen Depéret, — qui paraît devoir l'emporter. Il semble au reste bien compris et fournirait, s'il était exécuté, 155 litres par habitant et par jour.

Sur le troisième point, relatif au réseau d'égouts, le maire de Condrieu a des idées fort arrêtées qu'il m'a développées sur place ; mais, comme il en subordonne l'exécution à celle du projet d'adduction d'eau potable, mieux vaut pour le moment n'en pas parler.

La situation lamentable signalée par M. Hugounenq n'a donc, pour ainsi dire, pas changé ; mais je dois loyalement rapporter ici que M. le Dr Jurie, qui préside actuellement aux destinées de Condrieu, m'a affirmé sa volonté de nous donner satisfaction. Il appartient donc aux Pouvoirs publics d'exiger la bonne exécution de ses promesses.

4° Tarare. — La mortalité a atteint 2,36 ; 1,80 ; 2,33 % pendant la période triennale écoulée, dépassant de façon continue, comme elle l'avait fait d'ailleurs pendant les trois années précédentes, la moyenne française. L'existence d'un hôpital, à décès compensés par ceux des nourrissons tarariens qui meurent à la campagne, ne peut justifier cette surmortalité dont il faut chercher les causes ailleurs.

Je les estime assez nombreuses et assez complexes. D'abord, dans cette ville ouvrière, hommes et femmes boivent beaucoup trop : 3 l. 2 ; 3 l. 6 ; 4 l. 3 d'alcool, vin non compris, par tête et par an. Ensuite, les travailleurs se logent horriblement mal, beaucoup dans de vrais taudis, sans que les efforts méritoires des Sociétés d'habitations à bon marché aient pu remédier encore à cette situation misérable. Enfin, les femmes, les jeunes filles surtout, très coquettes et très affinées, dans un pays où l'industrie voisine un peu avec l'art, se nourrissent mal et sacrifient la plus grosse partie de leurs salaires à la toilette.

Et si j'ajoute, *à titre pour le moment très secondaire*, que la voirie, dans une région tout à fait privilégiée cependant au point de vue des quantités d'eau captée, est déplorable quant à l'évacuation des matières usées ; et si je dis aussi que ces eaux captées, d'origine granitique admirable, sont pourtant les unes polluées, les autres à la merci de contaminations multiples, vous aurez la clef d'une surmortalité si anormale en pays montagnard.

Les municipalités qui se succèdent à Tarare — plusieurs d'entre vous sont, Messieurs, fixés à cet égard — ont l'incompréhension la plus complète du rôle que l'eau joue dans la santé publique des collectivités. Toutes, quelles que soient par ailleurs leurs aspirations et leurs tendances, s'obstinent à refuser le filtre nécessaire au barrage de Joux pour rendre son eau potable.

Sous prétexte qu'une eau de source, celle de Mouillatout, — au reste soumise aux contaminations possibles de la grande voie ferrée du Bourbonnais *où elle se collecte*, — est déversée par les bornes-fontaines sur les chemins publics, une eau de barrage, chimiquement pure, bactériologiquement très suspecte, est livrée à tous les consommateurs sur les éviers tarariens. Et ce scandale se prolonge, qu'un liquide, *autorisé seulement au titre industriel*, peut être vendu aux particuliers ignorants, sous le prétexte *fou* qu'il leur est permis de descendre dans la rue en puiser un meilleur, *ou tout au moins un prétendu meilleur*.

Ce n'est pas dans cette Assemblée qui, tout récemment, homologuait et faisait siens les vœux émis, avec une ténacité digne d'un meilleur sort, par la Commission sanitaire de la circonscription de Tarare, contre la situation actuelle, qu'il est nécessaire d'insister. Il faudra seulement qu'au moment où cette cause latente de morbidité[1] deviendra une véritable cause de mortalité, *quand la catastrophe un jour venant se produira*, que les hygiénistes de ce département n'aient rien à se reprocher. Une fois de plus, je libère notre conscience.

5° *Villefranche-sur-Saône.* — La surmortalité y est également persistante : 2,64 ; 2,27 et 2,19 $^0/_0$, malgré que sa valeur absolue soit considérablement réduite par l'hôpital extrêmement important qui y existe. Les décès d'étrangers défalqués, il reste en effet une mortalité annuelle de 2,29 ; 1,90 et 1,94 $^0/_0$, toujours supérieure par conséquent à la mortalité moyenne de la France. Et encore, ne fais-je pas état des nourrissons caladois morts en dehors de leur pays.

Les causes de cette mauvaise situation me paraissent attribuables à l'alcool — on en a consommé 2 l. 9, 3 l. 7, 4 l. 6 par tête et par an pendant la période triennale écoulée — et au triste état de la voirie et des habitations.

Villefranche est une ville riche et une vieille ville ; il lui faut payer la rançon de ces deux fleurons de sa couronne de petite capitale beaujolaise. On y boit beaucoup parce qu'on y a de l'argent et parce que le vin y est bon ; on habite quelquefois dans des rues *latrinales*, parce que Paris..... ne s'est pas refait en un jour. N'empêche que la situation sanitaire y est lamentable et doit attirer la vigilance des pouvoirs publics.

L'avenir hygiénique est cependant à cette cité, si elle maintient à sa tête des hommes animés comme le maire actuel, M. le Dr Besançon, du plus noble et du plus constant souci de la santé publique. Ses projets, s'ils se réalisent, satisferont les plus difficiles parmi nous.

[1] Comme pour justifier mon dire, une petite épidémie de douze cas de typhoïde s'est produite à Tarare, où le bacille d'Eberth était jusqu'ici à peu près inconnu, depuis le dépôt du présent rapport. Cette épidémie, d'*origine hydrique*, que j'ai suivie pas à pas, dont j'ai bactériologiquement analysé les causes et que je suis en train d'étudier avec le Dr Jean Lassonnery qui a soigné les malades, a été, au moins partiellement, générée par des puits adossés à la ligne du Bourbonnais où circule l'eau de Mouillatout. Sans en rien inférer d'absolu contre celle-ci, les esprits attentifs ne pourront qu'être frappés du voisinage des deux eaux.

— Voilà, Messieurs, en un rapport très long, mais que j'ai voulu faire à peu près complet, la situation de nos communes à mortalité exagérée. De cette étude, pour laquelle j'ai trouvé le plus affectueux et le plus désintéressé concours chez tous ceux, magistrats municipaux, médecins, pharmaciens, vétérinaires, hommes de travail, qui ont le noble souci de l'intérêt public, ressortent quelques faits sur lesquels nous ne saurions assez attirer l'attention des Pouvoirs constitués et que je résume en deux mots.

La natalité baisse dans les campagnes encore plus qu'à la ville. Cet abaissement est l'origine des collectivités vieillies où la mort, chaque année, fait mathématiquement de plus grands ravages. L'exode des jeunes gens vers la ville vient encore assombrir le tableau, et, d'autant plus, qu'il constitue un phénomène démographique de caractère absolument général.

Enfin, fait extrêmement curieux et qui vous frappera, j'en suis bien sûr, comme il m'a frappé moi-même, *à une seule exception près*, nos vingt-quatre communes à surmortalité constante ont vu s'augmenter chez elles, pendant la période triennale écoulée, ᴌa consommation de l'alcool, et cela de façon méthodique, régulière, mathématique, dans tous les cas et tous les ans.

Serait-ce donc, Messieurs, trop vous demander pour terminer d'émettre le vœu, hélas platonique, mais en tout cas bien sincère de notre part, qu'à l'heure où les jeunes Français vont passer plus de temps encore à la caserne, le Parlement se décide à renforcer les lois contre l'alcoolisme et, tout d'abord, à supprimer cet abominable privilège des bouilleurs de cru, grâce auquel, si l'on n'y prend garde, périra bientôt la Nation.

15 octobre 1913.

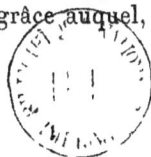

Lyon. — Imprimerie A. REY, 4, rue Gentil. — 69249